L'ALIMENTATION

DES

ARTHRITIQUES

PAR

Le Dr J. ETTERLEN

MÉDECIN CONSULTANT A CONTREXÉVILLE

PARIS

A. MALOINE, ÉDITEUR

25-27, RUE DE L'ÉCOLE-DE-MÉDECINE, 25-27

—

1907

L'ALIMENTATION

DES

ARTHRITIQUES

DU MÊME AUTEUR

La lymphangite satellite du chancre syphilitique. (*Journal de médecine et de chirurgie pratiques*, 1899).

Les pansements à l'huile de foie de morue stérilisée. (*Revue internationale de médecine et de chirurgie*, 1901).

Une saison à Contrexéville. (Rey, Lyon, 1901).

Polype muqueux du voile du palais et cancroïde de la langue. (*Lyon Médical*, 1902).

Action du sulfate de chaux chimiquement pur sur la phosphaturie. (*Revue internationale de médecine et de chirurgie*, 1902).

Un moyen très simple de ne pas éternuer. (*Lyon Médical*, 1903).

Propriétés cholagogues de la racine de Fédégosa. (*Revue internationale de médecine et de chirurgie*, 1903).

Décomposition des sulfates de l'eau de Contrexéville par la chaleur. (*Lyon Médical*, 1904).

Sur l'acide borique. (*Lyon Médical*, 1905).

La pléthore médicale ; opinion de Ph. Parat, en 1790. (*Lyon Médical*, 1906).

L'arthritisme ; traitement à Contrexéville et régimes alimentaires. (A. Maloine, Paris, 1905).

Epilepsie larvée à forme d'asthme. (*Lyon Médical*, 1906).

L'ALIMENTATION

DES

ARTHRITIQUES

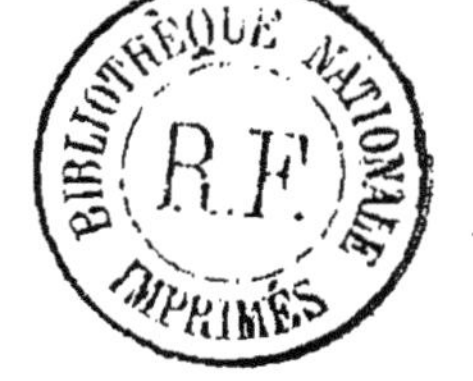

PAR

Le Dr J. ETTERLEN

MÉDECIN CONSULTANT A CONTREXÉVILLE

PARIS

A. MALOINE, ÉDITEUR

25-27, RUE DE L'ÉCOLE-DE-MÉDECINE, 25-27

1907

L'alimentation des Arthritiques

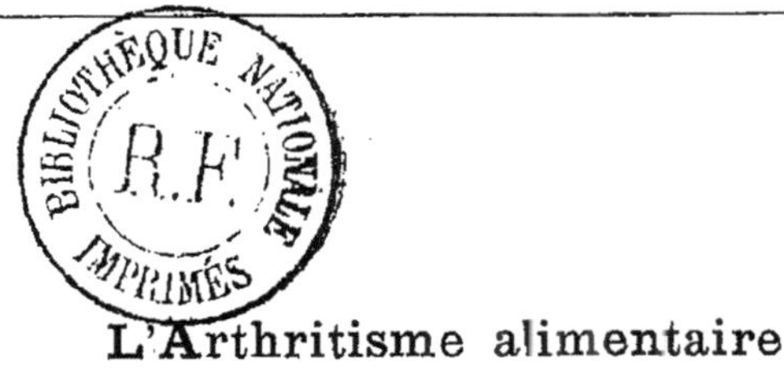

L'Arthritisme alimentaire

L'acide urique, auteur de tant de désordres chez les arthritiques, provient en somme de deux sources. Il se forme normalement de toutes pièces, dans le corps humain, par la destruction de certaines cellules usées (les globules blancs du sang, en particulier); d'autre part, il prend naissance dans la mauvaise combustion de la nourriture et la transformation défectueuse de certains aliments. Les progrès de la chimie alimentaire ont permis de reconnaître précisément les substances nuisibles et génératrices d'acide urique qui, souvent, ont un aspect inoffensif; tandis que d'autres aliments, à saveur aigrelette, par exemple, ne contiennent rien de mauvais. C'est ainsi que les expériences de Weintraud ont démontré qu'après l'ingestion de ris de veau, la production de l'acide urique augmentait de

0,50, 1,80, et même 2 grammes par vingt-quatre heures. Et, pourtant, le ris de veau est bien le type des viandes blanches tant prônées jadis ! La caséine, contenue dans le lait et formant la trame du fromage, va jusqu'à quintupler la quantité d'acide urique habituelle.

Il importe donc, non seulement d'évacuer par les médications appropriées, l'excès d'acide urique contenu dans l'organisme, mais surtout de ne pas en favoriser la renaissance et l'accroissement par une nourriture intempestive. N'a-t-on pas dit souvent et avec raison que, pour bien soigner les goutteux, il faudrait commencer par leur coudre la bouche ! En effet, nous mangeons généralement mal et trop.

La nature use de tous les artifices pour nous forcer à assimiler la totalité des aliments ingérés (Pascault). Prenons, par exemple, le principe alibile le plus répandu, l'amidon. Dans la bouche, pour peu qu'il soit mastiqué, il s'imprègne d'un ferment d'une puissance considérable, la ptyaline, dont l'action dissolvante se poursuit dans l'estomac, tant que l'acidité de son contenu n'atteint pas un taux élevé.

Supposons que cet amidon, pour une raison quelconque (mastication insuffisante, enrobement dans un corps gras), échappe à la salive ou que la ptyaline soit paralysée dans la poche gastrique par des acides trop énergiques, dans l'intestin il rencontre d'autres ferments qui le dissocient et l'amènent graduellement à l'état de sucre absorbable. Admettons enfin une inertie à peu près complète des sucs digestifs et les microbes intestinaux accompliront l'œuvre de transformation que nous n'avons pu mener à bien par nos propres moyens. De sorte que cet amidon aboutit quand même et malgré tout à la forme sous laquelle nos cellules peuvent l'utiliser. Il en est de même pour les sucres, les albumines et les graisses. En principe, on doit donc admettre que, sauf exception rare, tout aliment ingéré est digéré, absorbé et assimilé. L'examen des matières fécales, d'ailleurs, le prouve en montrant qu'elles sont composées d'eau, de bile, de mucus, de débris épithéliaux, dans la proportion de 90 p. 100 ; les déchets alimentaires, avec une nourriture mixte et non exagérément abondante, n'y entrant presque pour rien, pour 10 à 15 grammes au plus, par vingt-quatre heures. C'est pourquoi l'on peut affirmer que les gens bien portants qui vont à la selle plus d'une fois par jour mangent trop.

Ce luxe de mesures concertées par la nature pour empêcher toute perte de substance nutritive est, évidemment, à l'avantage de l'homme dont les facultés de digestion n'ont plus leur vigueur primitive ; mais il tourne contre l'individu dont l'appareil digestif est intact et qui mange beaucoup. Tout, dans nos habitudes, semble combiné pour exalter mal à propos les fonctions digestives. Généralement, nous abusons de la viande qui, par le coup de fouet qu'elle imprime à la sécrétion gastrique, stimule si vivement l'intestin, le foie et le pancréas. Aux aliments, nous adjoignons force condiments qui, irritant les terminaisons des nerfs sensitifs de la bouche et de l'estomac, provoquent des sécrétions exagérées. Multipliant les repas, nous maintenons nos organes digestifs dans un état d'excitation pour ainsi dire permanent et de plus en plus violent.

Enfin, les plus sages d'entre nous croient

sincèrement se conformer à l'hygiène la plus saine en mangeant seulement à leur faim, ce qui, en réalité, revient à dire qu'ils vont à la juste limite de tolérance de leur estomac ; quant aux moins raisonnables, ils se soucient peu de la dépasser et, poussant un repas par un autre, greffant indigestion sur indigestion, ils ne se sauvent momentanément que grâce à l'élasticité d'un organe encore neuf et robuste.

Cette suralimentation a pour effet de surmener les cellules qui composent notre corps ; abreuvées par un sang et une lymphe trop riches, elles font plus de chaleur, plus de mouvement et aussi plus de détritus.

Bientôt les fonctions digestives du gros mangeur s'émoussent à trop travailler, les parois du tube digestif infiltrées de graisse perdent leur élasticité et le ventre se déforme au lieu de rester ce qu'il était : une sangle. C'est le commencement de la déchéance et du désordre ; les aliments ne sont plus élaborés ni bien assimilés ; ils se transforment en corps gras ou acides, en poisons qui infectent l'organisme ; l'urine devient trop riche. Enfin, les organes excréteurs, au contact perpétuel de ces toxines, épuisés de besogne malsaine, fonctionnent mal ; les déchets ne s'éliminent plus bien ni assez, c'est l'encombrement et, à sa suite, l'empoisonnement général : l'arthritisme est né.

A ce moment se confirment tous les petits signes de cet arthritisme : le foie est plus ou moins douloureux, surtout au niveau du creux épigastrique ; l'estomac est sensible, ballonné ou dyspeptique; la constipation s'installe ; les gargouillements intestinaux, les flatulences, les hémorroïdes, l'entéro-colite muco-membraneuse entrent en scène. Le malade dort moins bien ou mal, il se lève fatigué ; les traits ne sont pas reposés et, dans la journée, il remarque qu'il est moins solide. Les urines sont moins belles, souvent troubles, laissant un dépôt de boue rosâtre ou même de fin sable rouge, avant-coureur de la gravelle. Ce sont encore ces douleurs vagues dans les membres, les articulations ou la tête ; ce qu'on appelle communément des « douleurs » tout court.

Tel est le résultat de la faillite des organes épurateurs ; et voilà pourquoi, en plus du traitement médical, il faut absolument venir en aide aux cellules épuisées ou dévoyées en observant un régime rationnel.

Le professeur Chittenden, de l'Ecole scientifique de Yale, a démontré pratiquement combien notre ration alimentaire est exagérée.

Les sujets de ses expériences étaient des professeurs, des étudiants et des soldats des Etats-Unis. Leur ration alimentaire fut graduellement réduite en viande et autres aliments azotés, avec peu ou pas d'augmentation d'aliments végétaux hydro-carbonés ; dans un cas la viande fut totalement supprimée. Les expériences durèrent de six mois à un an ; à la fin, tous les sujets étaient en excellente santé.

Leur poids, dans quelques cas, était presque exactement le même qu'au début, chez d'autres, il était abaissé. Leur vigueur physique était accrue et leur énergie beaucoup plus grande, ce qui était dû, en partie, à l'exercice régulier auquel ils étaient soumis et, aussi, d'après le Professeur Chittenden, à la quantité moindre de nourriture prise. Finalement, le professeur américain conclut que la moyenne des hommes bien portants mange deux à trois fois plus qu'il n'est besoin pour se maintenir en parfaite condition de santé et de vigueur physique et mentale.

La suralimentation porte surtout sur la viande ; cet abus, comme nous l'avons étudié plus haut provoque rapidement une rupture dans l'équilibre des échanges biologiques, un surmenage des voies digestives qui se traduisent par l'arthritisme sous toutes ses formes.

Le régime carné est très producteur d'acide urique ainsi qu'on l'observe par la fréquence de la goutte et de la gravelle chez les peuples qui consomment beaucoup de viande. L'expérimentation sur les animaux est aussi concluante. Si on nourrit exclusivement des poules avec de la viande de cheval, elles tombent bientôt malades ; leurs jointures deviennent douloureuses, s'encroûtent de concrétions uratiques et de véritables accès de goutte éclatent ; au bout d'un certain temps, elles meurent et à l'autopsie on trouve les reins infiltrés de cristaux d'acide urique. Le Docteur Watson (Lancet, 21 juin 1906) a expérimenté le régime carné excessif sur des rats ; voici les résultats qu'il annonce : 1° la croissance est retardée ; 2° si le régime est institué de bonne heure il y a stérilité ; 3° la fonction de lactation est amoindrie ; 4° la force de résistance aux maladies est diminuée et la mort est toujours prématurée ; 5° la mortalité des rejetons est très élevée. Ces données peuvent s'appliquer dans une large mesure à l'homme, en particulier, pour ce qui concerne les affections rhumatismales et goutteuses.

On a accusé, en outre, l'excès de viande dans l'alimentation de produire l'appendicite et même le cancer ; mais cette dernière hypothèse n'est pas encore prouvée.

« J'avais été frappé, dit le docteur Stoïcesco, de Bucarest, de la rareté dans nos hopitaux, de l'appendicite parmi les paysans ruraux, véritables végétariens (ils ne mangent, pour ainsi dire, jamais de viande).

« J'ai fait établir une statistique comparée de nos hôpitaux ruraux et de nos hôpitaux de Bucarest. Dans la statistique faite depuis 1898-1902, sur 108.651 malades soignés dans les hôpitaux ruraux, on a trouvé seulement 5 cas d'appendicite, c'est-à-dire 1 sur 22.000 malades.

« Dans les hôpitaux de Bucarest, pour la même période, sur 51.817 malades, on a trouvé 221 appendicites, soit 1 sur 234 malades. Or, les sujets des campagnes ont subi la grippe comme ceux de la ville. Mais l'alimentation est tout à fait différente, les habitants de la ville mangent de la viande et même de la viande boucanée, probablement très favorable aux phénomènes d'infection intestinale. »

Dans les prisons, les maisons religieuses, les séminaires, où le régime est quasi végétarien, l'appendicite est extrêmement rare.

D'après M. Lucas-Championnière, l'appendicite n'est pas obligatoirement due à la constipation chronique ; elle est, en somme, connue depuis peu et paraît avoir trouvé son origine première dans la grippe. Mais le régime alimentaire joue un rôle considérable dans son développement; l'abus de la viande, notamment doit être incriminé.

En résumé, il faut mettre des intermittences dans le régime carné mixte, intermittences où des repas exclusivement maigres désintoxiqueront l'intestin et enrayeront la production exagérée de l'acide urique.

La ration carnée doit évidemment diminuer en été, la chaleur ambiante suppléant aux calories obtenues par la digestion des graisses et de la viande.

En hiver, l'organisme perdant davantage de calorique par rayonnement et par suite de l'abaissement de la température extérieure, on doit lutter contre ce refroidissement par une absorption suffisante de graisse et de chair musculaire.

La viande devrait être dans les repas un adjuvant au lieu d'être la nourriture fondamentale et cela est tout indiqué de par la constitution chimique de l'organisme.

Valeur nutritive et composition chimique des aliments.

Depuis quelques années on mène une campagne en faveur du régime végétarien ; le végétal est tout aussi riche que la viande en principes nutritifs et générateurs de force et de chaleur. Son seul défaut est d'être d'une digestibilité moindre et d'exiger plus de travail pour être assimilé ; ce qui fait que, pour les travailleurs manuels et pour les personnes dont les muscles travaillent, l'addition d'un peu de viande ou de graisse, aliments facilement assimilables et produisant sous un même volume beaucoup plus d'énergie que le végétal, est nécessaire.

On lutte avec avantage contre l'assimilabilité moindre du végétal en le réduisant en purée, ce qui épargne à la fois un travail aux molaires et à l'estomac ; cela ne veut pas dire qu'on ne doive pas mâcher les purées de lé-

gumes, car la salive est nécessaire à la digestion et doit imprégner le bol alimentaire,
phénomène qui a lieu pendant la mastication.
On devrait même mastiquer en quelque sorte
les liquides, avant de les avaler, si on vou-
lait en tout point observer cette règle physio-
logique.

L'alimentation hâtive et précipitée est au
moins aussi nuisible que la suralimentation :
En Europe, le terme de goutte évoque aussi-
tôt l'idée de gros orteils rouges et gonflés,
enveloppés d'ouate et de flanelle, tandis que
le malade avale toutes sortes de pilules et de
mixtures. Cette goutte classique est engen-
drée par l'alimentation de luxe, le vin, les
viandes, les excès de nourriture. En Améri-
que, c'est tout autre chose ; la vie fiévreuse
et agitée rend les gens secs et nerveux, et la
goutte se traduit chez eux plutôt par une irritation générale de tout l'organisme, que par
une localisation dans le gros orteil et dans
d'autres articulations. Chez les Américains,
ce sont les pâtés, l'eau glacée, les haricots,
le porc avalés rapidement et pêle-mêle dans
des appartements surchauffés, qui déterminent
cette goutte qui ressemble plus ou moins à la

goutte « rentrée » de notre côté de l'Atlantique.

Parmi les végétaux, les céréales sont les plus riches en albumine, en matières amylacées et protéiques, ce qui en fait de très bons aliments ; la farine d'avoine, riche en lécithines, est employée en Orient pour donner de l'embonpoint aux jeunes filles à l'âge de la puberté.

Les légumes secs contiennent des nucléines phosphorées ; certains même (lentilles, haricots, féves) renferment une proportion notable de fer ; ce qui en fait des aliments reconstituants.

Les légumes verts sont laxatifs ; ils fournissent de l'eau et des sels minéraux mais sont peu nourrissants.

Ce serait, toutefois, une exagération de prétendre qu'un régime exclusivement végétal suffirait à l'homme normal, dans les conditions habituelles de l'existence. Le tube digestif humain n'est pas comparable par sa longueur et sa constitution à celui des herbivores et il supporterait mal l'abondance perpétuelle de matières fécales dues aux résidus des végétaux mangés en quantité. Mais il n'est pas comparable, non plus, à celui des carnivores et il y aurait un égal danger à lui fournir exclusivement une alimentation qui, laissant peu de résidus excrémentitiels, n'excite pas assez la musculature de l'intestin et mène à la constipation.

D'autant plus que le régime végétal n'est pas une panacée indiscutable contre l'arthritisme. M. Pierre Fauvel (Académie des sciences, séance du 9 juillet 1906) a repris l'étude de l'augmentation des purines urinaires (corps générateurs d'acide urique) à la suite de l'ingestion des légumineuses, en recherchant simultanément leur influence : 1º sur l'excrétion des purines urinaires ; 2º sur celle de l'acide urique ; 3º sur la facilité plus ou moins grande de la cristallisation de cet acide urique en présence des acides. Ses recherches, faites avec des haricots, lui ont montré que 46 à 66 p. 100 des purines de ces graînes passent dans l'urine. Or, si de ce chef l'augmentation des purines urinaires n'est pas énorme, il n'en est pas de même pour l'acide urique qui, proportionnellement, augmente bien davantage : les purines en renferment alors 88 p. 100 au lieu de 73 à 75 p. 100. Il semble donc que les légumineuses s'éliminent sous forme d'acide urique et favorisent, au même titre que la viande, la formation d'acide urique dans le corps.

De plus, cet acide urique prend très facilement l'apparence de sédiment rouge poussiéreux.

Il faut donc se tenir dans un juste milieu et suivre un régime mixte, comprenant les aliments permis et surtout ceux que l'on digère bien puisque l'arthritisme est causé surtout par les digestions vicieuses.

La digestibilité des aliments est très variable ; Leube a essayé d'établir une échelle en examinant le contenu de l'estomac au moyen de la sonde. Après sept heures et lorsqu'il n'y a pas eu d'excès, un estomac qui fonctionne normalement est débarrassé de toute la nourriture ingérée. Cette échelle, sujette évidemment, à de nombreuses exceptions individuelles, comprend 4 degrés, en allant des aliments les plus digestibles aux moins digestibles.

Premier degré. — Le bouillon, le jus de viande, le lait (s'il est bien supporté), les œufs crus ou mollets, les biscuits sans sucre ou cakes anglais.

Deuxième degré. — Cervelle de veau bouillie, ris de veau bouilli, poulet bouilli, pigeon bouilli (les animaux doivent être jeunes et on ne doit pas manger la peau), pieds de veau bouillis, bouillie, tapioca.

Troisième degré. — Bœuf cru ou saignant, purée de jambon, purée de pommes de terre, pain blanc un peu rassis, café au lait avec pain.

Quatrième degré. — Poulet rôti, pigeon rôti, chevreuil rôti, perdrix rôtie ; rosbif, surtout froid ; rôti de veau, brochet ; les truites et le lièvre sont de digestion difficile ; macaroni, bouillon au riz, vin en petite quantité (car il ralentit la digestion), épinard finement haché.

Après ce quatrième degré, viennent les viandes accommodées, la salade, les légumes... etc.

L'addition de graisse entrave la digestion ; le sel en quantité un peu forte (harengs salés, salaisons), excite la sécrétion de l'estomac mais diminue sa richesse en pepsine. Le temps de séjour dans l'estomac est indifféremment de cinq heures pour l'œuf entier (jaune et blanc) qu'il soit cru, à la coque ou bien cuit.

Le jaune d'œuf, seul, est absorbé en une ou deux heures.

L'arthritisme est, d'une façon générale, causé par l'envahissement de l'acide urique ; mais cette altération humorale n'est pas unique et, conjointement à l'acide urique, se forme et s'accumule un autre corps, né du défaut d'oxydation : l'acide oxalique.

Woehler et Neubauer ont démontré que cet acide naissait aux dépens de l'acide urique ; les recherches de Fürbringer, Gallois, Kuhne, Schultzen ont prouvé son existence normale dans l'urine, mais en quantité infime (1 milligramme à 6 milligrammes par litre). Lorsque cette quantité augmente, on a ce qu'on appelle l'oxalurie. Cette oxalurie existe chez les obèses, les diabétiques, les neurasthéniques, les ictériques, les brightiques et surtout chez les goutteux ; elle s'accroît, naturellement, lorsqu'on mange des aliments riches en acide oxalique.

C'est alors que la chimie est d'un précieux secours en fixant d'une manière rationnelle la nocivité des divers corps comestibles.

Voici, d'après Esbach, la teneur en acide oxalique de quelques aliments :

Kilogramme		grammes	
1 de Cacao	contient	4,50 d'acide oxalique	
— Chocolat	—	0,90	—
— Thé noir	—	3,70	—
— Poivre	—	3,20	—
— Café (infusion)	—	0,13	—
— Oseille	—	3,60	—
— Epinard	—	3,20	—
— Rhubarbe	—	2,47	—
— Haricots verts	—	0,20	—
— Haricots blancs	—	0,31	—
— Haricots secs	—	0,30	—
— Betteraves	—	0,39	—
— Choux de Bruxelles	—	0,02	—
— Choux-fleurs	—	0,01	—
— Chicorée	—	0,10	—
— Carottes	—	0,03	—
— Tomates	—	0,05	—
— Pommes de terre	—	0,40	—
— Croûtes de pain	—	0,02	—
— Mie de pain	—	0,27	—
— Chou-rave	—	0,39	—
— Figues sèches	—	,1	—
— Groseilles	—	0,13	—
— Citrons	—	0,03	—
— Cerises	—	0,02	—
— Fraises	—	0,06	—
— Fèves	—	0,16	—

Contiennent seulement de faibles traces d'acide oxalique, les aliments suivants : choux ordinaires, raisins, melons, abricots, pêches, poires, pommes, chair musculaire, riz.

Le lait, le vin rouge, le seigle, les lentilles, les petits pois, la laitue n'en contiennent pas du tout.

On remarquera que les tomates contiennent huit fois moins de principe mauvais que les pommes de terre ; pourtant, beaucoup de praticiens défendent l'usage de ce légume à leurs malades. La tomate est rouge, c'est là son plus grand tort ; cette couleur violente lui nuit beaucoup. Sa saveur aigrelette est due à des citrates et à des malates, tout à fait comme pour les autres fruits tant conseillés aux arthritiques et, quand on la digère bien, c'est un mets tout à fait recommandable. Le professeur A. Gautier la préconise comme un dissolvant des dépôts uratiques et le docteur Moret, parfait arthritique, fils de diabétique, de lithiasique, qui, expérimentalement, use et abuse de la tomate, cuite ou crue, paraît ne pas douter qu'elle soit le remède de la gravelle. D'après mes observations personnelles, la tomate est diurétique, comme tous les fruits, d'ailleurs ; elle abaisse momentanément l'acidité urinaire d'une façon appréciable. J'ai vu, notamment un arthritique ayant une acidité de 1,776 par litre d'urine (la normale étant de 1,35 dosée en acide sulfurique) présenter, après un repas de tomates, une acidité de 1,163 et le lendemain matin : 0,735 seulement. Et cet arthritique n'était pas, d'autre part, un abstinent. J'ai connu également un graveleux qui, après l'ingestion copieuse de tomates, avait immédiatement des coliques néphrétiques suivies de l'expulsion de graviers ; il est évident qu'on ne pouvait songer à la transformation instantanée de ces malheureuses tomates en pierres.

Les principes contenus dans la tomate corrodaient simplement les calculs ancrés dans les reins de ce malade et, comme ils sont aussi diurétiques, provoquaient un flux abondant d'urine qui balayait toutes ces concrétions. Le fait m'a été rapporté également par un spécialiste qui l'avait observé.

Enfin, comme les arthritiques ont souvent le foie atteint, principalement ceux qui souffrent de coliques hépatiques, une des grandes règles de conduite doit être de ne manger que des aliments frais. Les conserves, quelles qu'elles soient, sont toujours des concentrés de toxines pour le tube digestif ; en principe, elles doivent être pures, stérilisées par l'ébullition, la fermeture hermétique ; en pratique, c'est autre chose.

On sait les révélations inquiétantes et bizarres faites ces temps-ci au sujet des conserves américaines, par MM. James Bronston Reynolds et Charles Neill. Les accidents proviennent soit de la mise en boîte de viande d'animaux malades, soit de viandes manutentionnées avec des instruments malpropres et, dans ce cas, souillées avant la cuisson. Ils peuvent encore être dus à la production des poisons de la putréfaction par suite d'une cuisson défectueuse ou d'un vice de fermeture de la boîte. Enfin, une stérilisation incomplète peut permettre la reviviscence de certains germes qui se développent avec rapidité lorsque les conserves sont consommées quelque temps après leur ouverture.

Une bonne conserve de viande doit être renfermée dans une boîte en fer blanc sertie et contre-soudée pour obtenir l'herméticité absolue.

Le couvercle doit être en bon état, non

fissuré, il ne doit pas bomber et, au contraire, présenter une légère dépression.

A l'ouverture, il ne doit se produire aucun dégagement gazeux, l'odeur doit être agréable ; la viande doit être cuite à point et les morceaux ne doivent pas se déchiqueter lors de l'extraction. La gelée présentera une couleur ambrée plus ou moins foncée, elle sera solide et se liquéfiera à une température de 18 à 20 degrés.

Un bouillon trouble, rougeâtre, est l'indice d'une fabrication peu soignée ; toute odeur fade et désagréable, à plus forte raison une odeur putride ou un goût de poisson altéré doit faire rejeter la conserve.

La date de fabrication, sur toutes les boîtes, devrait être indiquée, car des conserves bien préparées mais trop vieilles peuvent donner naissance à des troubles digestifs. En aucun cas, les conserves ne doivent renfermer d'antiseptiques.

Si l'on ne peut se passer de consommer des aliments conservés, au moins devra-t-on les faire bouillir, pendant une demi-heure, avant de les manger, car, van Ermengem, de Gand, a montré que les poisons qu'ils pouvaient renfermer étaient le plus souvent détruits par la chaleur.

D'ailleurs, la plupart des aliments, même frais, ont besoin d'une cuisson suffisante pour être digestibles, simplement agréables et surtout inoffensifs. Veau mal cuit, poulet cru font cimetière bossu, dit un proverbe populaire ; en ce qui concerne le veau, d'après M. J. Pertus, vétérinaire-inspecteur, le proverbe est juste. « Le veau semble fortement à craindre, dit-il, lorsque la viande provient d'animaux très jeunes, sujets aux inflammations du cordon ombilical ou à l'entérite diarrhéique, ou encore aux affections pulmonaires et dont on a insuffisamment neutralisé les poisons par la cuisson ». Citons encore les galantines de porc où, sous le couvert de truffes odorantes, le charcutier glisse des déchets avariés ou mal cuits.

En somme, mangeons des aliments sains et frais et, sans nous condamner à un régime de famine, modérons notre appétit tout en lui fournissant des mets digestibles et surtout rationnels.

Régime de l'arthritique goutteux ou graveleux.

D'après un aphorisme médical célèbre, la goutte et la gravelle sont sœurs ; il n'y a donc lieu de leur appliquer qu'un seul et même régime alimentaire.

Avec les progrès de la chimie organique et de la clinique, l'antique régime conventionnel a subi des modifications qu'il faut connaître autant pour éviter des aliments reconnus nuisibles que pour ne pas se priver de mets inoffensifs injustement prohibés.

« Aux goutteux, disait le professeur Bouchard, il ne faut ni vin généreux, ni bière forte, ni liqueurs, ni café, ni chocolat, ni épices. Une boisson aqueuse abondante (Contrexéville, Evian, Wildbad) plutôt chaude que froide, coupée à peine d'un peu de vin blanc léger ou de cidre constitue la boisson de choix. »

2.

En pratique, il sera bon de boire du vin blanc ou rouge, ni jeune ni trop vieux, sec de préférence, pauvre en tannin et très léger, que l'on coupera d'eau de source ou d'eau minérale calcique aux trois quarts. Le cidre peu fort et de bonne qualité est autorisé, il faudra l'étendre également d'eau, au tiers environ, pour éviter l'alcalinisation de l'urine, ce qui favoriserait la précipitation des sels urinaires.

Les bières peu alcoolisées, bues en petite quantité, sont diurétiques et inoffensives ; les bières fortes (pale ale, stout...) sont, au contraire, très nuisibles. L'abus de la bière, dit le professeur Gautier, conduit à l'obésité, à la distension de l'estomac ; il peut devenir une des causes prédisposantes à la goutte, au diabète, à l'athérome des artères et, par là, aux maladies du cœur.

Les Allemands sont à peu près unanimes à dire que la bière prise en mangeant est défavorable à la digestion. Ils la boivent entre leurs repas. A moins que la bière ne soit prise en grande quantité ou qu'elle soit trop jeune, elle ne m'a paru avoir, à table, aucun inconvénient.

La boisson que dédaignent le plus les arthritiques est l'eau. En dehors des divers principes chimiques plus ou moins modificateurs, qu'elle peut renfermer, l'eau agit, mécaniquement et physiquement, comme le puissant moteur des échanges moléculaires, le dépurateur sanguin par excellence, le grand véhicule de la vie. Immédiatement absorbée par les chylifères et par les veines, sans aucune préparation digestive préalable, l'eau est le type de l'aliment liquide passant dans le torrent circulatoire pour laver le sang, le fluidifier, pénétrer avec lui au sein des tissus et nettoyer de leurs souillures les plus ténus et les plus éloignés de nos territoires cellulaires. Après ce travail d'épuration, l'eau est ensuite rejetée au dehors par les diverses excrétions : l'intestin, les reins, la peau, les poumons sont les principaux émonctoires d'élimination de l'eau élaborée dans l'intimité des cellules vivantes.

L'eau froide en ingestion est très tonique : bue lentement, à doses fractionnées, elle stimule tous les actes digestifs. L'eau chaude (infusions) agit d'une manière analogue, mais en diluant davantage les matières solides et en séjournant plus longuement dans le sang. C'est pour cette dernière raison que l'eau froide est surtout diurétique et que l'eau chaude fait plutôt transpirer. Quant à l'eau tiède, prise sous forme de bouillons, d'infusions, de tisanes..., c'est, par excellence, la boisson délayante et dépurative dans les maladies aiguës ou chroniques et c'est elle, aussi, qui sert de saignée urique pour les arthritiques (infusions de verveine odorante).

La boisson par excellence est, en somme, l'eau, la bonne eau de source.

Les boissons gazeuses ou sucrées, l'eau de Seltz, le vin de Champagne, les vins généreux et le vin pur (genre Bourgogne), les spiritueux de toute sorte, le cidre bu abondamment et sans eau augmentent la production de l'acide urique et de l'acide oxalique.

En ce qui concerne l'influence du chocolat et du café sur l'acide urique, à l'Académie des Sciences, dans la séance du 18 juin 1906, M. R. Fauvel a fait la communication suivante : les principes actifs (théobromine et caféine) du chocolat et du café augmentent sensiblement les purines urinaires, *pas du tout l'acide urique et empêchent, même, sa précipitation par les acides.*

Leur influence est beaucoup moins pernicieuse pour l'organisme que celle des purines (produits excrémentitiels) de la viande et des légumineuses, qui donnent une forte proportion d'acide urique précipitant facilement.

Donc, on peut consommer café et chocolat, sans danger, avec modération, contrairement à ce que l'on disait auparavant, d'après le professeur Bouchard.

Le thé léger est utile après le repas, bu chaud et très peu sucré, pour accélérer la digestion stomacale et l'assimilation.

Comme rafraîchissement, entre les repas, le jus de citron exprimé dans de l'eau sucrée constitue une boisson excellente et diurétique. En Allemagne, dernièrement, on avait même préconisé la cure de citrons contre l'arthritisme ; malheureusement, la grande quantité de jus de citrons (15 à 20 par jour) qu'il fallait absorber causait, en même temps qu'une ébriété désagréable, une dyspepsie douloureuse ; ce qui a fait abandonner le système.

VIANDES. — Les viandes seront mangées bouillies, rôties ou grillées, non saignantes et

sans sauces, en quantité modérée : environ
100 à 120 grammes, au repas de midi seulement. Il faudra éviter les viandes blanches et
celles des animaux jeunes (agneau, veau,
poulet, pigeon) et les viandes gélatineuses
(gelée, pieds de mouton ou de porc, tête de
veau, ris de veau, cervelles) ; ces aliments
sont riches en nucléines et en gélatine, corps
générateurs d'acide urique.

Le porc frais, maigre, est autorisé ; le jambon maigre rôti ou peu salé est également
permis ; la charcuterie, au contraire, épicée
ou non, est à rejeter complètement.

Contrairement à un préjugé répandu, les
viandes dites « rouges », mouton et bœuf, valent mieux que les viandes blanches, lorsqu'elles sont apprêtées simplement ; les viandes
blanches donnent des résidus plus acides que
les autres.

Les extraits de viande et le bouillon, qui
sont chimiquement une véritable urine, sont à
éviter le plus possible. Les graines alimentaires sont préjudiciables, non pas en tant que
corps gras, mais comme agents de fermenta-
tions acides.

Le gibier est à rejeter, ainsi que les marinades et les ragoûts.

ŒUFS. — Les œufs, sous toutes leurs formes, sont autorisés ; le professeur Vinay, de Lyon, cite un graveleux qui a absorbé 1.200 œufs dans une année et qui a guéri, ce qui semble démentir l'opinion de Senator qui, inspiré par des vues théoriques, proscrivait les œufs.

LÉGUMES. — Les légumes verts sont recommandés ; un peu de légumes secs, réduits en purée. Les légumes seront accommodés sans jus de viande ; on laissera de côté ceux qui sont riches en acide oxalique, tels que : oseille, épinards, rhubarbe, betterave, concombre, choux-raves, haricots blancs.

Contrairement à ce qu'on disait autrefois, la tomate et le haricot vert contiennent très peu d'acide oxalique et ont été défendus à tort, ainsi que le démontre le professeur A. Gautier.

L'oignon, et surtout l'oignon cru, paraît très favorable aux goutteux. Les asperges seront supprimées si l'urine contient des traces d'albumine et les graveleux s'abstiendront d'en manger, les asperges contenant un produit :

l'asparagine, très diurétique mais très irritant pour les voies urinaires.

FRUITS. — Tous les fruits, surtout les fruits acidulés (citrons, oranges, groseilles, cerises, prunes...), riches en malates, citrates et tartrates, sont recommandés aux goutteux dont ils alcalinisent le sang ; ils sont particulièrement utiles sous forme de jus ou de compotes.

CONDIMENTS. — Le sel, le poivre, le vinaigre, en quantité modérée, et le jus de citron sont seuls permis ; le poivre est riche en acide oxalique, mais il se consomme à de si faibles doses que cet inconvénient disparaît devant ses propriétés digestives manifestes. Pas de truffes, de pickles, de thym, de laurier, de piment, etc.

A propos d'assaisonnements, il convient de parler des champignons. Les champignons ont une valeur nutritive moyenne et, généralement, se digèrent bien ; ils sont même laxatifs, mécaniquement, grâce à leur trame gluante. Les paysans de certaines contrées en Russie, Pologne, Allemagne, font à l'automne de grandes provisions de champignons qui leur tiennent lieu de viande pendant l'hiver. On cite un montagnard de la Thuringe qui serait mort à cent ans, après s'être nourri pendant près de trente ans exclusivement de champignons. Letellier, un botaniste doublé d'un chimiste éminent. s'est nourri plusieurs semaines seulement avec des champignons ; il en consommait environ 300 grammes par jour.

Persoon, dans son Traité sur les champignons, cite l'exemple d'un professeur de botanique de Leipzig qui, dans une herborisation aux environs de Nuremberg, vécut pendant quelques semaines, à l'exemple des paysans de la région, de pain noir assaisonné d'anis ou de carvi et de champignons crus. Loin d'en éprouver une influence nuisible à sa santé, il sentit, au contraire, ses forces accrues.

Le champignon peut être placé, comme valeur nutritive, entre les végétaux et la viande. La saumure et le marinage lui enlèvent une partie de ses propriétés nourrissantes ; une cuisson trop prolongée le rend coriace et lui ôte de son parfum. Les champignons sont malheureusement un aliment douteux, à part le champignon de couches, dit champignon de Paris ; il est malaisé, quand on n'est pas versé dans la mycologie, de distinguer les bons et les mauvais. A ce propos, il est intéressant de rappeler l'expérience de Frédéric Gérard.

« En 1850, dit-il, je récoltai plusieurs amanites bulbeuses (champignons très dangereux). Je les fis macérer dans plusieurs liquides, les unes dans de l'eau pure, les autres dans de l'eau vinaigrée, d'autres dans de l'eau salée. Je prolongeai la macération pendant douze heures, je les lavai à grande eau et je les apprêtai. J'en mangeai environ 40 ou 50 grammes de chaque et je ne fus pas incommodé. N'ayant éprouvé aucun malaise, je doublai la dose, toujours avec le même résultat. Je dois dire, qu'après cette préparation, ces champignons dont l'odeur est d'abord fade et repoussante, prennent l'odeur et le goût des champignons comestibles. Je diminuai alors la durée de macération et dès que le champignon avait perdu son odeur nauséeuse, je le regardai comme inoffensif. L'automne arriva et deux empoisonnements successifs vinrent jeter l'effroi dans Paris. Je résolus alors de répéter mes expériences sur toutes les espèces vénéneuses indistinctement. Dans l'espace d'un mois, il entra chez moi plus de 150 livres de champignons vénéneux de toute espèce. Pendant huit jours, je m'astreignis à manger deux fois par jour, malgré la répugnance que me causait cette uniformité de nourriture, de 250 à 300 grammes de champignons cuits. N'en ayant ressenti aucune incommodité, je ne m'en tins pas là et j'admis tous les membres de ma famille, qui est de douze personnes, à partager mes expériences. Je ne procédais qu'avec lenteur et, après avoir essayé sur un, j'en prenais un deuxième. Je continuai jusqu'à ce que je fusse convaincu que, malgré la différence des âges et des tempéraments, personne n'était incommodé. L'épreuve était décisive ; il ne s'agissait pas de quelques grammes de champignons ou d'essais sur des animaux : une famille de douze personnes en avait mangé jusqu'à ce que la satiété eût amené la répugnance. »

Il est certain qu'après de longues macérations les champignons doivent avoir perdu leur nocivité, mais on n'a plus qu'un végétal insipide et privé du bouquet qui en constitue tout l'attrait. Le plus sûr moyen d'éviter les empoisonnements par ces cryptogames est d'apprendre à les connaître.

En somme, le champignon comestible est un mets d'une valeur nutritive moyenne, assez riche en phosphates de chaux et de potasse, d'une digestibilité moyenne et variant suivant les personnes ; il n'est ni défendu ni recommandé aux arthritiques goutteux et graveleux.

CÉRÉALES ET PATES ALIMENTAIRES. — Les décoctions de céréales (farine d'orge, d'avoine... en potages) sont très nourrissantes et rafraîchissantes ; les pâtes alimentaires sont très digestibles et nutritives, elles ne sont proscrites que si l'urine contient du sucre. Le pain, par contre, sera pris en quantité modérée; c'est, d'après A. Gautier, un acidifiant énergique et un générateur d'acide urique ; on le remplacera en partie par des pommes de terre cuites à l'étuvée, des biscottes ou de la croûte de pain qui ne contient que 2 centigrammes d'acide oxalique par kilogramme, tandis que la mie en contient 27 centigrammes.

POISSONS ET CRUSTACÉS. — Les poissons de mer gras (thon, maquereau, saumon, esturgeon) sont interdits ainsi que les poissons fumés ou salés; les poissons à chair légère : merlans, éperlans, limandes et autres sont autorisés. Les poissons d'eau douce, cuits à l'eau salée et assaisonnés simplement, sont tous bons, sauf l'anguille.

Les crustacés, depuis la langouste jusqu'à l'écrevisse, sont tous proscrits à cause de leurs propriétés et aussi des sauces incendiaires qui les accompagnent; les huîtres très fraîches sont permises, les autres coquillages sont funestes aux arthritiques et peuvent leur occasionner de l'eczéma, de l'urticaire, etc...

DESSERTS. — A part les fruits, rien de sucré. Pas de pâtisseries, un petit gâteau sec simplement, salé ou non. Un peu de fromage maigre, le fromage gras genre Münster ou Roquefort, par exemple, étant nuisible et de digestion difficile. A propos de fromages faits, on a trouvé en eux certains produits irritants (composés ammoniacaux, acides gras) et même, à un stade plus avancé, un poison véritable, le tyrotoxican de Vaughan, frère d'une toxine convulsivante découverte dans le lait putréfié, la spasmotoxine de Brieger. Certainement on ne consomme pas de fromages pourris, mais il est bon de ne pas faire une panacée digestive du fromage qui, au contraire, est d'une digestion souvent malaisée. Les fromages secs et maigres, non faits, échappent à ce reproche et sont assez nourrissants. Le lait n'est pas utile aux arthritiques de ce genre.

En résumé, l'arthritique goutteux ou graveleux devra se nourrir ainsi :

Le matin : une tasse de lait, de thé léger ou de café au lait, accompagnée d'une tranche de pain grillé, sans beurre ;

A midi : repas suffisant pour apaiser la faim en éliminant tous les aliments reconnus nuisibles ;

Le soir : repas léger ; pas de potage gras ni au lait, un peu de soupe maigre ; pas de viande ni de fromage. La sobriété au repas du soir est de toute importance, l'arthritique s'intoxiquant surtout pendant son sommeil. Un ou deux œufs, du poisson léger ou un plat de légumes et un fruit suffisent amplement.

Après les repas, les arthritiques, surtout

ceux dont la digestion est pénible, se trouveront bien de l'absorption d'une tasse de tilleul chaud ou encore d'une infusion de verveine odorante, plante digestive et décongestionnante, très agréable au goût. Ils n'y ajouteront pas d'alcool.

Régime de la lithiase et de la colique hépatiques.

Les repas seront peu copieux, pris à des heures régulières et suivis d'une promenade.

Les voies digestives sont à ménager particulièrement chez ces malades ; chez beaucoup, ainsi que l'ont observé MM. Soupault et Salignat, deux ou cinq heures après le repas, il se produit des régurgitations, des renvois, des douleurs plus ou moins vives et même des vomissements associés ou isolés. Cela est vraisemblablement dû à un spasme du pylore et du duodénum, spasme réflexe dont le point de départ serait une irritation de la vésicule et des canaux biliaires débouchant dans cette partie de l'intestin.

Aussi, la frugalité au repas du soir est-elle nécessaire pour éviter l'insomnie et la fatigue du réveil qui sont le fruit des digestions tumultueuses : plus sévère que celui des goutteux et des graveleux, le menu du soir ne comportera comme boisson que de l'eau.

Le régime carné est relativement un régime d'intoxication ; même chez un sujet sain dont la digestion et l'assimilation évoluent normalement, la viande donne naissance à des produits d'élaboration toxiques ; l'organisme les élimine par les divers émonctoires, le foie et le rein en particulier, et évite ainsi l'auto-intoxication ; mais si ces émonctoires viennent à remplir imparfaitement leur tâche par suite d'altérations morbides, l'empoisonnement se produit. *Donc ce régime ne comportera que peu de viande.*

Ce rôle d'épuration du foie sain est bien mis en évidence par l'expérience suivante : on établit chez un chien une fistule d'Eck, c'est-à-dire que, après ouverture de l'abdomen, on abouche la veine porte, amenant le sang de l'intestin, dans la veine cave supérieure qui le conduit ainsi directement dans le cœur, sans passer par le foie.

Le sang n'étant plus filtré par la glande hépatique, ce chien est devenu très sensible à l'action toxique de la viande. Il suffit de lui faire ingérer un repas de viande ou de poudre de viande, pour voir apparaître une crise d'intoxication qui se traduit par des convulsions, de l'agitation, puis des phénomènes comateux ; si, au contraire, on le nourrit avec du lait et de la soupe aux légumes, il survit, sans trop se soucier de sa fistule.

RÉGIME DES PÉRIODES MAUVAISES. — Laitage en quantité modérée, œufs à la coque. Légumes cuits à l'eau salée, écrasés en purée et assaisonnés d'un soupçon de sel et de poivre, ainsi que d'un peu de beurre frais, dans l'assiette du malade ; fruits cuits ; soupes maigres et bouillies légères à la crème d'orge. Comme boisson, des infusions chaudes de tilleul ou de verveine, à volonté. Aussi bien, la chaleur est le remède par excellence de la lithiase biliaire. Si le malade n'est pas déjà alité, il fera bien de suivre un peu la cure de repos préconisée avec succès par Rosenheim (de Berlin) ; après le léger repas de midi, il s'étendra, sans dormir, sur la chaise longue et fera une sieste de trois heures ; il prendra, au lit, le repas du soir.

RÉGIME HABITUEL. — *Le matin* : lait, café au lait léger ou thé léger et chaud, avec une tranche de pain grillé, sans beurre. Le lait sera écrémé avant de s'en servir.

A midi : Manger des aliments permis en quantité suffisante, mais avec modération.

Goûter : Gâteaux secs, genre petit-beurre ; biscottes ; fruits sous toutes leurs formes ; laitage.

Le soir : Un potage maigre ou au lait ; les bouillies légères de farine d'orge ou d'avoine sont recommandées, un ou deux œufs ou un plat de légumes, fruits cuits.

BOISSON. — Eau pure de source ou eau peu minéralisée, calcique de préférence ; vin léger coupé d'eaux légères calciques (Santenay, Contrexéville). Le professeur Huchard autorise une eau légèrement gazeuse et très faiblement alcaline, comme celle de Vals (source Carmen), il recommande d'éviter les eaux gazeuses bicarbonatées calciques (Saint-Galmier, Condillac, Saint-Alban).

Pas de champagne, de liqueurs, d'apéritifs et de boissons alcooliques ; pas de bières fortes ni de cidre ; les sirops sont contraires. Comme rafraîchissements, les seuls qui soient véritablement bons sont : l'orangeade et la citronnade préparées avec le jus du fruit.

A propos des maladies du foie, on a spécialement proscrit le vin, ce qui est une grosse exagération ; le vin est le type des liquides faiblement alcoolisés et il y a longtemps que Claude Bernard et tout récemment Paul Carnot ont démontré expérimentalement que l'alcool à faible dose et dilué convenablement excitait heureusement les sécrétions de l'estomac normal et aidait la digestion.

Le docteur Pierotta a procédé d'une façon très rationnelle pour se renseigner sur les effets de l'alcool chez les animaux. Il a pris de jeunes chiens, en pleine période de croissance, et il les a divisés en deux lots. A ceux du premier lot il a fait prendre, avec la ration alimentaire quotidienne, de l'alcool à la dose de 1 gr. 333, 2 grammes, 2 gr. 666 par kilogramme de poids corporel. Chez les chiens du second lot, l'alcool était remplacé par une quantité de sucre équivalente. Il a vu que chez les chiens du premier lot, le développement et la croissance n'ont été en rien troublés, du fait de l'usage quotidien de l'alcool. L'examen des urines n'a rien révélé de pathologique, chez ces mêmes animaux, non plus que l'examen microscopique des principaux organes pratiqué après la mise à mort des animaux. Très sagement, le docteur Pierotta a conclu de ces résultats que l'alcool, adjoint à une alimentation convenable, à doses modérées, et allongé d'une grande quantité d'eau n'est en rien nuisible à ceux qui en font usage.

Le docteur Starke, de Stuttgard, a démontré que l'alcool produit une dilatation des vaisseaux sanguins de la tête et du corps, tandis que le café les resserre ; l'usage raisonnable de l'alcool décongestionne les organes internes ; le café produit l'effet inverse. C'est pour cela sans doute que les grands buveurs ont la figure vermeille tandis que les amateurs de café ont le teint pâle.

Le docteur Zunker fait remarquer que la vie cellulaire n'est possible qu'avec le concours d'excitations naturelles et, quand il y a fatigue artificielles ; l'alcool dilué, la bière, par exemple, n'est pas plus nuisible qu'autre chose pour ce faire.

Donc, au foie alcoolique, pas d'alcool ; mais au foie malade des arthritiques, un peu de vin coupé d'eau aux deux tiers et suppression presque complète du café noir. Le bon vin naturel étendu d'eau favorisera leur digestion et les arthitiques ont besoin de ne pas avoir d'indigestion même légère.

VIANDES. — Manger des viandes de facile digestion, rôties, grillées ou bouillies, sans graisse ni sauce et en quantité modérée (100 à 120 grammes au repas de midi suffisent amplement). La viande de bœuf et de mouton maigre est préférable à celle de veau ou d'agneau (voir plus haut).

Ne pas manger des aliments suivants : lard et graisse ; porc frais ou salé ; viandes conservées ou fumées ; gibier, charcuterie, cervelles et viandes gélatineuses, gelée de viande.

ASSAISONNEMENTS. — Pas de sauces, de condiments ni d'épices ; user simplement de beurre frais, d'un peu de poivre et de sel. Le sel ne sera pris qu'avec parcimonie ; les professeurs Le Gendre et Chauffard ont démontré les bons effets de la suppression du sel dans les maladies du foie ; les salaisons, par conséquent, seront impitoyablement écartées.

La cuisine à l'huile est permise ; on peut aussi faire usage de jus de citron.

POISSONS. — Sont autorisés : les poissons blancs à chair légère, bouillis ou frits (rejeter soigneusement la peau), tels que merlans, éperlans, soles, limandes et poissons d'eau douce.

Sont défendus : les poissons fumés ou salés, les conserves, les poissons gras (saumon, anguille, thon, truite, maquereau, morue...) ; les crustacés et les coquillages.

ŒUFS. — Les œufs sont recommandables sous toutes leurs formes, excepté cuits durs.

LÉGUMES. — Sont permis : les féculents légers en purée ; pommes de terre, soissons, lentilles, carottes, navets... Les légumes verts sont excellents ; on devra s'abstenir de légumes crus (salades, radis, cornichons, concombres...), ainsi que des épinards et de l'oseille. On pourra manger des tomates, si on les digère bien.

LAITAGE. — Le beurre frais est autorisé pour la cuisine, pas en tartines ; le lait sera pris avec modération ; le fromage frais et sec, le fromage blanc à la crème sont permis.

FRUITS. — Tous les fruits sont bons, bien mûrs et surtout cuits ; les fruits gras tels que les olives, les noix, les noisettes seront toujours rejetés. On a souvent proscrit, bien à tort, les fruits acidulés qui, une fois digérés, forment des corps alcalins et qui, en tant qu'aliments acidulés, excitent la sécrétion biliaire et diminuent la constipation ; les citrons, les oranges sont particulièrement recommandés.

DESSERT. — Pas de pâtisseries ni de sucreries, pas de café ; mais après le repas, il sera salutaire de boire une tasse d'infusion de verveine odorante ou autre herbe digestive.

PAIN. — Manger du pain bien en croûte où légèrement grillé ; des biscottes. Les pâtes alimentaires légères sont excellentes, à condition de n'en pas faire abus, car leurs cendres sont acides et pourraient, en cas d'excès, augmenter l'acidité déjà trop forte des humeurs

Régime des arthritiques phosphaturiques.

(Diabète phosphaturique.)

Cette maladie étant caractérisée par une
déperdition exagérée de phosphates dans l'u·
rine, le régime devra nécessairement lutter
contre cette déminéralisation, génératrice de
neurasthénie. La mastication devra être faite
avec soin et, si les digestions sont pénibles, il
sera bon de prendre après les repas une infusion chaude de verveine odorante, de camomille ou de thé léger. Comme boisson : de
l'eau aiguisée de vin léger ; de l'extrait de
malt coupé d'eau de Vals légère (Perle n° 3).
Le lait est souvent mal toléré ; le café est un
excitant nuisible.

VIANDES. — Les viandes autorisées sont
celles permises aux arthritiques goutteux en
y joignant toutefois les cervelles, aliments
riches en lécithines phosphorées. La viande
sera bouillie, grillée ou rôtie, sans sauce ni

ragoûts. Le bouillon, la gelée, le gibier, les marinades et autres viandes de haut goût sont interdits. De même que pour les goutteux, ce régime ne comporte pas de viande au repas du soir.

LÉGUMES. — Les légumes tiennent une large place dans ce régime ; on consommera des légumes secs et des légumes verts en purée ; les choux, les choux-fleurs, les asperges sont d'excellents aliments, riches en phosphates et autres sels minéraux utiles.

Les farines de céréales sont de véritables reconstituants du système nerveux : les farines d'orge, de maïs et surtout d'avoine, la plus riche en lécithines, prises sous forme de bouillies ou de potages au gras ou au maigre, au repas du soir, sont recommandées. Les décoctions de céréales (eau de riz, eau d'orge...) prises en boisson, sont nutritives et contiennent en dissolution des lécithines phosphorées.

Le pain complet et le pain bis sont plus riches en phosphates que le pain blanc ; mais, comme ils sont moins assimilables, il faudra en consommer moins. La mie du pain sera évitée ; la croûte ou les biscottes valent mieux.

Les légumes verts seront usagés sans abus ; les légumes secs (haricots, pois, fèves, lentilles) renferment des lécithines et des nucléines phosphorées et même une proportion notable de fer ; ce sont donc de très bons aliments reconstituants. Les légumes ne seront jamais consommés crus ; ceux qui sont défendus aux goutteux sont également interdits.

Les pâtes alimentaires sont très recommandables.

CONDIMENTS. — Les épices sont nuisibles (thym, laurier, pickles, clous de girofle...), de plus, les salaisons et le sel sont à éviter. Le sel, chez les neurasthéniques, semble se comporter comme un toxique du système nerveux ; en restreignant sa consommation on amende les troubles nerveux tout en améliorant l'estomac.

Les champignons, qui contiennent une forte proportion de phosphore, sont un bon condiment.

POISSONS. — Tous les poissons à chair tendre et légère, cuits à l'eau salée et assaisonnés simplement sont permis ; les huîtres et les crevettes sont tolérées, mais il vaudra mieux s'abstenir des autres coquillages et des autres crustacés.

FRUITS. — Tous les fruits sont bons, surtout en compotes ou en gelées, les crudités étant moins bien supportées. Rappelons que la pelure des pommes passe pour ferrugineuse et anti-arthritique.

DESSERT. — Le fromage frais, la crème, les pâtisseries sèches sont autorisés ; les sucreries, les pâtisseries sont nuisibles.

ŒUFS. — Les œufs sont spécialement recommandés ; le jaune d'œuf, constitué par de la lécithine presque pure, sera mélangé avec profit aux autres aliments. Six œufs représentent 9 grammes de lécithine ; les analyses de A. Gautier accordent même 2 grammes de lécithine à certains œufs.

Le docteur Galippe a mis en évidence, dernièrement, la grande richesse en azote et en phosphore de deux aliments : les œufs et la laitance des poissons. Ses expériences, qui ont porté notamment sur le hareng, ont prouvé que ces substances sont aussi facilement assimilées que la viande et ont une valeur nutritive égale. La laitance est un peu plus riche en phosphore que les œufs ; elle en contient

2,25 p. 100 et les œufs 1,40 p. 100. Ce sont
donc des aliments-remèdes pour les phospha-
turiques et, en général, pour tous ceux qui
ont besoin de reminéralisation phospho-
rique.

Régime des diabétiques arthritiques.

Le diabète est l'expression d'un trouble de la nutrition caractérisé par la présence de sucre (glycose) dans l'urine.

L'indication essentielle est de restreindre au maximum l'apport des aliments sucrés ou susceptibles de se transformer en sucre, tels que les amylacés ; une indication secondaire est de lutter contre la déminéralisation. On peut y parvenir en recommandant au malade les légumes verts (choux, chicorée...) contre la déperdition en potasse ; les cervelles, le poisson, le jaune d'œuf riches en phosphore contre les pertes phosphatiques ; l'eau sulfatée calcique de Contrexéville agit aussi en ce sens, le sulfate de chaux empêchant l'élimination exagérée des phosphates organiques et favorisant leur utilisation.

On a préconisé, contre la déperdition exagérée d'azote, le régime carné intensif ; or, ce régime est irrationnel, appliqué dans le cas d'arthritisme, il favorisera certainement la goutte et la gravelle déjà fréquentes chez le diabétique et surtout, par auto-intoxication, il prédisposera à la terrible acétonémie, au coma diabétique.

Pour remédier à la suppression des féculents, des aliments générateurs de sucre et de la viande en abondance, il reste les graisses. La ration de graisse alimentaire normale, d'après le professeur Germain Sée, est de 70 à 80 grammes ; cette quantité, on peut la doubler et même la tripler chez le diabétique et lui prescrire en moyenne 160 grammes de graisse par jour. Les graisses sont d'ailleurs bien digérées par cette catégorie de malades, qu'il s'agisse de foie gras, de caviar, de conserves de poissons à l'huile, de rillettes, de beurre, de crème ou, surtout, d'huile de foie de morue. Naturellement, il faudra quelques épices pour digérer cette graisse ; mais le malade n'en abusera pas et se souviendra que le foie souffrant n'aime pas le sel.

BOISSONS. — Sont permis : l'eau, le vin léger (genre bordeaux) ; un peu de thé et de café sans sucre ou sucrés avec de la saccharine. L'eau de Seltz (s'il n'y a pas d'acide oxalique dans les sédiments de l'urine) sera autorisée ; elle constitue, coupée d'extrait de malt, une excellente boisson. Les sirops, la bière ordinaire, les liqueurs, le vin doux (malaga, porto, vermouth...) sont interdits ainsi que les autres spiritueux interdits aux arthritiques.

Comme rafraîchissements, le diabétique pourra boire : 1º de l'infusion de baies de genièvre (20 grammes pour un litre d'eau) non sucrée ou sucrée à la saccharine. — Cette infusion se prépare ainsi : dans un litre d'eau bouillante retirée du feu, on jette 20 grammes de baies noires de genièvre, légèrement concassées avec un fer à repasser (par exemple); on laisse infuser une demi-heure ; boire froid ou chaud à volonté. Cette infusion, agréable au goût, est très diurétique et stimulante ; 2º de la citronnade ou de l'orangeade faites avec le jus du fruit exprimé dans de l'eau pure ou dans de l'eau de Vals (source Carmen).

Ces malades ne doivent pas réprimer leur soif car, en buvant, ils luttent contre la deshydratation de leurs tissus et s'épurént par une urination salutaire ; néanmoins, s'ils sont obligés de boire souvent, ils boiront peu à la fois.

POTAGES. — Permis : le bouillon de poule ; le bouillon de bœuf aux œufs pochés, les juliennes ; les potages aux poireaux et aux pommes de terre.

Défendus : potages aux lait, panades, soupes avec pâtes alimentaires ; bouillies de farines de céréales.

GRAISSES. — Les aliments gras sont permis et chez les diabétiques qui maigrissent ils sont même ordonnés, en guise de reconstituant immédiat : lard dessalé, caviar, thon à l'huile, sardines à l'huile, moelle de bœuf, rillettes, foie gras, huile de foie de morue.

VIANDES. — Sont permises toutes les viandes que peuvent consommer les arthritiques, grillées, bouillies ou rôties sans sauces à la farine, au vin ou aux épices ; on autorise les cervelles, le poulet. Pas de salaisons, de gibier, de marinades ; pas de viande de cheval, riche en principes sucrés.

ŒUFS ET LAITAGE. — Les œufs sont recommandés sous toutes leurs formes ; par contre le lait sera pris en quantité très modérée. Bouchardat a dit qu'en ajoutant au régime d'un diabétique un litre de lait dans les vingt-quatre heures, l'augmentation du sucre rendu dans cette même période de temps est d'environ 50 grammes !

Les fromages secs et maigres sont tolérés ; la crème, surtout la crème centrifugée qui contient à peine des traces de sucre, sera permise ainsi que le képhir, le kumys, le yaourt, car, dans ces laits fermentés le sucre a presque disparu.

POISSONS. — Tous les poissons sont autorisés à la condition de n'être pas faits dans la pâte ni farinés. Les crustacés et les mollusques sont, en général, interdits de même que pour les autres arthritiques ; toutefois, Bouchardat permet les huîtres fraîches.

LÉGUMES. — Les légumes, aliments riches en sels, sont largement permis : épinards (bien blanchis), choux et choucroûte, choux-fleurs, chicorée, laitue, céleri, escarole, pissenlits, crosnes, scorsonères, topinambours, mâche, choux de Bruxelles, bettes, artichauts, radis, cardons, oignons, aubergines, poireaux, asperges, lentilles.

Les diabétiques à grosses doses de sucre (100 grammes par jour et au-dessus) ne mangeront pas de : betteraves, oseille, carottes, navets, tomates, petits pois, melon, qui sont très riches en sucre.

Les autres malades pourront les consommer avec prudence et en ayant soin de les faire bouillir longtemps, l'ebullition prolongée leur faisant perdre la majeure partie de leur sucre.

Les champignons sont complètement permis.

Les céréales (avoine, blé, orge...) riches en lécithines phosphorées et en principes nutritifs sont malheureusement trop amylacées et doivent être rejetées impitoyablement. Pas de pâtes alimentaires, de tapioca, semoule et similaires.

On a cherché à remplacer le pain, qui est nuisible, par des fantômes peu appétissants et dont le patient se lasse vite ; les plus recommandables sont le pain d'amandes et le pain de soya, fait avec une légumineuse du Japon. La graine de soya contient beaucoup de matières azotées et, d'après Munz, elle ne renferme que 6 p. 100 de matières génératrices de sucre ; elle se digère bien, mais sa saveur ne plaît pas toujours.

On a préconisé encore la pomme terre cuite à l'eau et prise en petite quantité ; d'après Esbach, 100 grammes de pommes de terre cuites à l'eau contiennent seulement 17 grammes de sucre. Dujardin-Baumetz, Germain Sée ont autorisé l'emploi quotidien de 100 grammes de pommes de terres ainsi préparées.

Le mieux est encore de permettre une tranche de pain à chaque repas, en tout 100 grammes par jour ; la mie donne un peu moins de sucre que la croûte, mais elle se digère moins bien et est moins nutritive, aussi vaut-il mieux prendre de la croûte ou du pain grillé.

L'idéal serait évidemment de supprimer

le pain ; malheureusement, le goût français ne voudrait pas admettre une semblable proposition.

Sucres. — Le sucre de canne, le miel, les sucreries de toute nature sont sévèrement interdits. Ils seront remplacés par la saccharine, corps chimique dérivé de l'acide benzoïque et ayant un pouvoir sucrant 280 fois plus élevé que le sucre de canne.

La saccharine traverse le corps sans se décomposer et serait légèrement antiseptique ; la dose permise est de 10 centigrammes par jour.

Dessert. — Le diabétique pourra prendre un peu de crème, surtout de crème centrifugée, ou un fruit : noix, amandes, poires, pommes, groseilles, pêches, oranges... Eviter simplement les fruits très sucrés tels que : figues, dattes, raisins de Corinthe... encore que le professeur A. Gautier les déclare peu nuisibles, leur sucre se brûlant très rapidement dans le sang. En effet, les fruits sont sucrés par un sucre spécial, le lévulose, qui paraît inoffensif ; il diffère notablement du sucre de canne, il est incristallisable et a un pouvoir rotatoire gauche (au polarimètre), tandis que le glycose nuisible dévie à droite la lumière polarisée et cristallise.

Il est permis de déduire, en face de propriétés physico-chimiques si dissemblables, que la nocivité n'est pas égale ; aussi permet-on l'usage raisonnable des fruits.

Les fruits acidulés sont recommandables ; par double décomposition dans le corps, ils alcalinisent le sang trop acide des diabétiques arthritiques.

Au dessert, pas de confitures ni de pâtisseries sucrées ou non.

En somme, voici, d'après A. Gautier, la quantité de chaque aliment permise quotidiennement à un diabétique ordinaire :

Viande de bœuf ou de mouton (sans os)................	450	grammes.
Pain de soya ou ordinaire (croûte)...................	70	—
Légumes verts.............	300	—
Pommes de terre..........	80	—
Poisson..................	200	—
Crème de lait.............	100	—

Beurre et graisses.......... 100   —
Vin 500   —

Les professeurs Benedikt et Torök ont démontré tout récemment que l'alcool, pris à
doses modérées, était un véritable aliment et
même un médicament pour les diabétiques.

Le vin peut être remplacé par 40 grammes
d'alcool; le régime peut, d'ailleurs, être varié
à l'infini.

Les diabétiques obèses ne feront pas de suralimentation et se rationneront raisonnable-
ment, car l'obésité engendre par elle-même
la glycosurie. Néanmoins, ils ne restreindront
en rien leur boisson, car ils ont besoin de
liquides aqueux, pour hydrater leurs tissus.

Régime des albuminuriques.

Un des aliments les plus nuisibles pour l'albuminurique est le sel. Dans une conférence encore récente, le professeur Widal a démontré que le rein malade n'éliminait presque plus le sel ; ce sel va s'accumuler dans les tissus (espaces conjonctifs), et y attire l'eau de l'organisme, provoquant ainsi l'enflure œdémateuse en même temps qu'un accroissement d'albuminurie. De plus, le sang surchargé de sel (chlorure de sodium) devient toxique pour les centres cérébraux et bulbaires et prédispose à des symptômes nerveux. MM. Widal et Lemierre ont démontré cliniquement cette action malfaisante du sel ; aussi, comme le sel est pris plus par goût que par nécessité, et que la plupart des aliments en contiennent assez pour suffire aux besoins de l'organisme, le malade devra-t-il s'en priver le plus pos-

sible et même arriver à s'en passer complètement.

Salluste raconte que les Numides dédai-
gnaient le sel, et Plutarque exprime son éton-
nement à constater que les prêtres égyptiens
s'interdisaient l'usage de cette substance. Encore de nos jours, on peut citer les habitants
du nord de la Sibérie qui, bien qu'occupant
un pays où ne manquent ni les efflorescences
ni les lacs salés, s'abstiennent absolument de
l'usage de ce condiment. Il est vrai que ces
peuplades vivent surtout de la chair du gibier
et du poisson. Or, les hommes qui mangent
de la viande sont moins avides de sel, comme
l'a établi Bunge, que les végétariens, ce qui
s'explique par la proportion plus grande de
chlorure de sodium dans la chair animale que
dans les végétaux (Tussau).

Dans les périodes très mauvaises de l'albuminurie, lorsqu'il y a urémie, le professeur
Rénon conseille la diète à l'eau absolue pendant deux ou trois jours de suite. On emploiera
une eau pauvre en chlorures ; l'eau de Contrexéville n'en contient que 4 milligrammes
par litre.

Dans les cas de moyenne intensité, le lait

est l'aliment de choix ; c'est un aliment assez complet et contenant peu de sel : trois litres de lait en renferment 5 à 6 grammes ; néanmoins, en dehors des crises sérieuses, le régime lacté absolu n'est pas nécessaire et on peut le mitiger avec une série d'aliments peu nuisibles pour les reins tels que la pomme de terre, la viande fraîche bien saignante, le beurre, le riz, le sucre, les légumes secs, qui contiennent d'ailleurs encore moins de sel que le lait (mais qui n'ont pas ses autres qualités).

PAIN. — Les pains de luxe, les croissants qui contiennent jusqu'à 16 grammes par kilogramme de sel marin, sont défendus. Le pain ordinaire sera fait *sans sel*. Il offre alors l'inconvénient de se dessécher ; on peut obvier suffisamment à ce défaut en le fabriquant à la viennoise avec de la farine de gruau à laquelle on ajoute en même temps que l'eau une certaine quantité de lait.

ŒUFS. — Les œufs de poule pourront être consommés à condition d'être bien cuits (omelette, œufs durs, œufs brouillés) ; le professeur Sénator a montré que l'ingestion de blanc d'œuf cru augmente la proportion d'albumine dans l'urine ; cet inconvénient disparaît par une cuisson suffisante de l'œuf qui devient ainsi un aliment parfait ; toutefois, l'analyse révélant 25 centigrammes de sel par œuf, on fera bien de ne pas en manger plus de deux à trois par jour, au naturel ou mélangés aux autres aliments sous forme de liaison.

BOISSON. — Vin blanc léger très coupé d'eau ; vin de Bordeaux léger ; de temps à autre, un peu de bonne bière peu alcoolisée. Le thé et les boissons aromatiques chaudes sont à recommander. L'alcool, le vin pur, les liqueurs, le cidre sont nuisibles. Le cacao et le chocolat, qui sont très salés sont à éviter. Les citronnades et orangeades préparées avec le jus du fruit sont d'excellentes boissons.

VIANDES. — Peu de viandes sera le mieux, encore que la viande ne renferme qu'un gramme de sel par kilogramme ; cette quantité est fortement accrue pour les viandes d'animaux qu'on étouffe, comme le canard, et qu'on ne saigne pas. La viande bouillie dans l'eau non salée ne renferme pas de chlorures ;

tout le sel a passé dans l'eau de cuisson. Sont permises les viandes très fraîches, rouges ou blanches, bouillies ou grillées ; Von Noorden, au congrès de Carlsbad (1899) a constaté l'absence de preuves exactes de la prétendue nocivité spéciale des viandes rouges ; elles valent tout autant que les viandes blanches, mais, comme celles-ci, elles seront consommées en faible quantité et *à midi seulement*. Le porc frais est la meilleure viande à permettre aux albuminuriques. MM. Widal et Javal déconseillent la viande de veau comme moins digestive et plus apte à subir des décompositions que son apparence normale rend moins évidentes ; ils préconisent le poulet.

Les viandes salées ou marinées, le gibier, le ris de veau, le foie sont interdits ; on laissera aussi de côté le bouillon qui contient 8 à 12 grammes de sel par litre ; la charcuterie, le boudin et le saucisson qui sont très salés ; le jambon contient 50 grammes de sel par kilogramme.

ASSAISONNEMENTS. — Pour remplacer le sel dans l'alimentation, surtout au point de vue de la viande, on pourra employer le beurre frais, le citron, la moutarde, le vinaigre, le thym, l'estragon, le persil, l'oignon, le céleri, le cresson, la tomate. De même les sauces mousseline, béarnaise et hollandaise sont autorisées ; le poivre sera pris avec modération.

POTAGES. — Sont permis : potages au lait avec pâtes alimentaires ; potages maigres ou aux farines de céréales (orge, avoine, maïs...); soupes à l'oignon, sans fromage de gruyère. Serres, d'Alais, attribuait même à l'oignon des vertus curatives.

Pas de bouillon gras d'aucune sorte.

LÉGUMES. — Tous les légumes sont permis, verts ou secs, accommodés en purée ou au beurre frais ; excepté : oseille, navets, lentilles, truffes, concombres, asperges.

Les céréales et surtout le riz sont d'excellents aliments.

Le chou vert directement préparé, sans être blanchi, c'est-a-dire sans être bouilli, est recommandé ; l'ébullition fait perdre au chou la majeure partie des essences qui en constituent l'arome et aussi les propriétés digestibles et diurétiques.

POISSONS.— Sont seuls permis les poissons d'eau douce, frits ou passés au court-bouillon. Les poissons de mer sont tous mauvais, surtout la sole, qui provoque facilement l'albuminurie. Les crustacés et les mollusques sont défendus.

LAITAGE.— Le lait constitue, nous l'avons vu, un aliment de choix ; la crème fraîche, les fromages blancs ou la crème, le beurre, sont permis ; au contraire, les fromages salés ou fermentés, tels que le roquefort, le parmesan, le camembert, le münster sont à laisser impitoyablement de côté ; le gruyère est particulièrement mauvais. Le képhyr est contr'indiqué.

DESSERT. — Pâtisseries sèches. Fruits mûrs, surtout préparés en compotes ; les pommes et les poires sont recommandées. Les noix et les noisettes, très riches en albumine, sont supprimées dans ce régime. On pourra prendre des crèmes, des confitures. Pas de chocolat.

En somme le régime devra être sobre, comme celui des goutteux, pour deux raisons : d'abord, éviter l'encombrement et l'intoxication consécutive du tube digestif et, ensuite, empêcher l'engraissement qui amoindrirait encore les fonctions d'excrétion et de circulation.

Se rappeler, enfin, que le sel, dont on avait voulu faire un élixir de longue vie, est bien déchu actuellement et que son rôle à néfaste dans l'albuminurie et d'autres maladies encore.

Régime dans les maladies des voies urinaires
(cystite, prostatite, pyélite).

Le but qu'on se propose est de ne prendre aucun aliment qui rende l'urine irritante ou qui congestionne les reins et le bas-ventre et de faire en sorte, au contraire, d'avoir une urine abondante et aqueuse.

Ces malades devront éviter soigneusement la constipation et l'embarras gastrique, leur repas du soir sera frugal (pas de viande) et le premier déjeuner du matin consistera en lait cuit ou cru, si la provenance en est sûre. Par tasses, on prendra un demi-litre ou un litre de lait additionné d'une demie ou d'une cuillerée à soupe de lactose, à moins d'avis spécial du médecin traitant. Le lactose ou sucre de lait renforce l'action diurétique du lait et le rend plus nourrissant. Si le lait ne peut être pris pour une raison quelconque, il sera remplacé par du thé léger, coupé de crème douce ; le thé, de temps immémorial, a été employé par les Chinois dans les affections des voies urinaires.

VIANDES. — Toutes les viandes sont permises, suffisamment cuites, sans sauces épicées ni condiments (thym, laurier, clous de girofle...), prises en petite quantité et à midi seulement. Sont interdits : le gibier, le bouillon, les conserves les viandes fumées ou salées (le sel étant nuisible). Éviter les viandes blanches, surtout le veau.

« Le veau et le poisson seront défendus, dit le professeur Gautier. Ils irritent les voies urinaires et produisent des éruptions eczémateuses et des suintements qui peuvent même quelquefois amener du sang. »

POISSONS. — Donc, peu de poisson. Le poisson blanc léger et bien frais peut être autorisé à la condition d'être frit ou cuit à l'eau salée avec assaisonnement simple : maître d'hôtel, sauce mousseline, sauce hollandaise. Rejeter absolument les poissons salés ou fumés, les poissons de mer quels qu'ils soient ; les crustacés, les coquillages.

LÉGUMES. — Tous les légumes sont bons, surtout en purées, assaisonnés au maigre. Laisser toutefois de côté : oseille, céleri, navets, radis et surtout asperges.

Les malades dont l'urine est alcaline (catarrhe de la vessie) mangeront peu de légumes verts et s'abstiendront de poireaux : les légumes verts alcalinisant l'urine ; ils préféreront les légumes secs, les pommes de terre, les choux-fleurs, les cardons... A part ce cas spécial, un légume recommandable est le choux cuit à l'étouffée, farci ou non de viande fraîche (pas de chair à saucisses) ; le chou sera cuit *sans avoir été blanchi*, de façon à conserver ses vertus digestives et diurétiques.

DESSERT. — Pas de fromages autres que les fromages blancs ou à la crème ; éviter les sucreries ; prendre des biscuits secs, des crèmes et surtout des fruits bien mûrs ou en compote ; les fruits acidules : citrons, oranges, cerises... par double décomposition dans le corps neutralisent les produits acides de l'urine et l'aromatisent.

Boisson. — Pas de vin pur : boire du vin léger coupé d'eau de Contrexéville ou d'eau de Vals légère (Perle n° 1) aux deux-tiers : pas de bière, de cidre, de liqueurs ni de café. Boire du thé léger, des citronnades et des orangeades faites avec le jus du fruit ; le professeur Guyon autorise toutefois les malades âgés ou débilités à prendre le soir une tasse de thé additionné d'une cuillerée à café de bon rhum.

Dès qu'une alerte se produit, supprimer la viande et se mettre au régime du lait (soupes au lait avec farines d'avoine, d'orge, de gruau...) et des légumes, avec quelques pâtes alimentaires, nouilles, macaronis, assaisonnées au maigre.

Le képhyr et le kumys sont contre-indiqués.

Régime de l'entéro-colite muco-membraneuse des arthritiques.

Cette maladie étant l'aboutissant de la constipation chronique et des putréfactions intestinales chez les neuro-arthritiques, il faut choisir des aliments qui doivent :

1° Etre nutritifs sans provoquer la constipation ;

2° Ne pas fermenter dans l'intestin ;

3° Laisser peu de résidus pour ne pas irriter la muqueuse intestinale et ne pas occasionner de spasmes douloureux évitables.

Pendant les crises et dans les cas intenses, selon le docteur Combe, de Lausanne, on s'abstiendra complètement de viande, de poisson, de graisse, de bouillon, de potages gras, de jus, de gelées, de blanc d'œuf. On se contentera de manger du riz au maigre, du fromage tout frais, des purées légères de pommes de terre et de légumes secs ; on prendra des potages moitié eau et moitié lait, faits avec des farines d'avoine, d'orge, de gruau, de riz ou avec pâtes alimentaires (nouilles, macaronis, sans œufs). Comme boisson, de l'eau ; il est recommandé de boire peu en mangeant.

Peu à peu, on renforcera le régime avec un peu de viande, en commençant par le maigre de jambon d'York ; puis le poulet ; enfin, la viande rôtie ou grillée, très cuite et ne dépassant pas 100 à 150 grammes par jour.

Le lait est généralement mal supporté ; il produit des ballonnements, des gaz et des coliques ; on ne le consommera que mêlé aux farineux sous forme de potages. On pourra essayer le képhyr.

Voici le régime dans les intervalles d'accalmie :

VIANDES. — Toutes les viandes sont autorisées, excepté celles qui sont coriaces ou infiltrées de graisse (oie, porc, poularde, canard); on laissera de côté les viandes salées, fumées ou conservées, la charcuterie et le gibier faisandé ou noir. Le maigre de jambon rôti, non salé, est permis.

Rejeter les graisses pour l'assaisonnement ; se servir uniquement de beurre frais, que l'on ajoute aux aliments au moment de les manger. La préparation des aliments a une grande importance : les viandes de boucherie seront bien cuites, rôties ou grillées, et bien dégraissées ; les volailles seront rôties et leur peau rejetée ; jamais de sauces. Les épices sont toutes proscrites ; le jus de citron est permis.

On ne mangera que 100 à 150 grammes de viande et à midi seulement.

POISSONS. — Les poissons à chair maigre sont recommandés, tels que : merlans, éperlans, alose, sole, turbot, limande, perche. S'abstenir de poissons gras (maquereau, saumon, anguille, thon...), fumés ou salés ; des crustacés et des coquillages.

Les poissons seront cuits à l'eau salée ; on les servira avec une sauce à la crème (sauce mousseline) ou un peu de beurre frais, à la maître d'hôtel. On peut aussi les manger frits, mais on laissera la peau.

LÉGUMES. — Les farineux, les légumes secs riches en amidon sont bons ; on les consommera en potages, en soufflés et surtout en purées. On les cuira à l'eau salée puis, une fois passés au tamis, on les délayera avec un peu de lait ; on peut ajouter un jaune d'œuf, le jaune d'œuf étant recommandé sous toutes ses formes. Ajouter du beurre frais et un peu de sel (si c'est nécessaire) au moment de servir.

Les farines de céréales font d'excellents potages que l'on peut manger sucrés ou salés, à volonté ; les pâtes alimentaires sont à recommander. L'orge est particulièrement bon pour l'intestin ; on donnait autrefois, avec succès, de l'eau d'orge aux cholériques.

Le pain sera consommé en petites quantités ; la mie sera laissée de côté ou bien on coupera le pain en tranches minces qu'on fera légèrement griller.

Les légumes verts, parfaits contre la constipation, laissent malheureusement beaucoup de résidus dans l'intestin et sont d'une digestion laborieuse. On en mangera *très rarement* et on les tamisera soigneusement.

On s'abstiendra d'oseille, de choux, de navets, de légumes crus.

FRUITS. — Les marmelades, les gelées, les fruits cuits sont d'excellents aliments ; on pourra aussi manger les fruits crus lorsque leur chair est aqueuse et fondante, comme les pêches, les reines-Claude, les cerises. On laissera de côté les fruits (crus) à chair dure : pomme, poire, ananas ; les pommes et les poires cuites sont, au contraire, très bonnes. L'orage et le citron sont également bons pour l'intestin. On évitera soigneusement d'ingérer pépins et pelure.

Deux fruits qui sont particulièrement mauvais, ce sont les amandes et les noix, absolument indigestes et qu'on retrouve dans les matières fécales à l'état de corps étrangers, tels qu'on les a avalés.

DESSERT. — A part les fruits, un peu de fromage blanc très frais ; des crèmes légères ; un petit biscuit sec. Pas de chocolat ni de pâtisseries sucrées.

BOISSONS — L'eau pure, eau de source ou

eau minérale légère sulfatée calcique, constitue la seule boisson de régime. Les infusions de tilleul, camomille, verveine odorante sont autorisées, à condition de n'être pas prises trop chaudes ni trop près des repas. Les citronnades et les orangeades, préparées avec le jus du fruit, constituent des boissons rafraîchissantes, agréables et très bonnes pour l'intestin.

Régime de l'obésité.

« La graisse, dit A. Gautier, est le seul
principe de l'organisme qui puisse subir, dans
nos tissus, des variations énormes ». Un des
principaux facteurs de l'envahissement de la
graisse est l'arthritisme, à cause du ralentis-
sement qu'il apporte dans les combustions
organiques ; or, la graisse ne disparaît que
brûlée. La graisse humaine, sur le vivant,
est semi-liquide, elle ne devient solide
qu'après la mort ; sa composition varie, chez
les individus, suivant la latitude ; c'est ainsi
que la graisse des habitants des contrées bo-
réales est surtout composée de trioléine, corps
gras qui reste encore liquide à la température
de 3 degrés.

L'obèse, étant un arthritique, devra suivre

le même régime que le goutteux, avec quelques restrictions au point de vue de l'abondance des repas.

Il est évident qu'on ne peut pas arriver à maigrir tout en mangeant beaucoup ; on peut atteindre ce but en prenant des aliments suffisamment réparateurs, mais ne donnant pas de tissu graisseux.

En plus des indications déjà données pour le régime des goutteux, voici la nomenclature des aliments particulièrement visés dans ce chapitre.

ALIMENTS PERMIS. — Viandes grillées ou rôties, dégraissées et sans sauces ; maigre de jambon non salé ; cervelles ; poissons frits ou bouillis (jeter la peau) ; œufs ; lait écrémé ; légumes verts ; fruits ; fromage blanc ; gâteaux secs avec modération.

ALIMENTS INTERDITS.— Beurre (1), huile et graisse. Les corps gras alimentaires, d'après Hoffmann, sont fixés immédiatement et sans transformation dans le corps. Sont défendus également : farineux, féculents et légumes

(1) En tartines.

secs (pois, haricots blancs, lentilles, pommes de terre, châtaignes, pâtes alimentaires, mie de pain); soupes et potages; sucreries; pâtisseries; épices et condiments (qui ouvrent l'appétit).

BOISSONS DÉFENDUES. — Sirops, bière, cidre, vin pur, alcool sous toutes ses formes. L'alcool prédispose à l'obésité et la conserve. Les boissons utiles sont: le vin très coupé d'eau; le thé léger et les infusions chaudes; un peu de café de temps en temps.

En somme, le meilleur menu, tout au moins le plus facile à suivre, est le suivant:

PETIT DÉJEUNER DU MATIN. — Un bol de thé léger ou autre infusion chaude, avec un demi-morceau de sucre ou même pas de sucre du tout, sans pain ni beurre.

DÉJEUNER — Manger des aliments permis à sa faim, mais sans abus; excepté un peu de sel, aucun assaisonnement, pour ne pas exciter l'appétit.

Insister sur les légumes verts, la salade, les fruits, les poissons maigres. Les carottes, les asperges, les champignons, le chou blanc, les fraises, les haricots verts, riches en iode, sont également recommandés.

Boire de l'eau rougie ou du thé très léger et chaud ; manger un croûton de pain sans mie (se rappeler que le pain engraisse beaucoup).

Si on a bu de l'eau rougie pendant le repas, prendre, avant de quitter la table, une tasse de thé chaud. Après le repas, promenade de 30 minutes.

DINER. — Un œuf à la coque ou bien un *petit* plat de légumes ; un fruit pour terminer. On peut remplacer l'œuf par un peu de poisson.

Boire, après cette collation, une grande tasse de thé ou d'infusion chaude.

Ne jamais manger le soir ni soupe, ni viande, ni fromage, ni pain.

L'usage de la boisson (eau, thé léger, citronnades) est entièrement libre, la privation de liquide étant nuisible. En buvant peu de liquide aqueux, on urine peu, on élimine très mal ses déchets et ses résidus, on conserve son acide urique et on augmente ainsi son arthritisme, tout en se prédisposant à la gravelle. Il est certain qu'en buvant peu on ne mange pas beaucoup, car il se crée une véritable dyspepsie mécanique; il paraît infiniment plus simple de restreindre sa ration alimentaire d'emblée et de boire à sa soif.

Le meilleur oxydant, le plus puissant destructeur d'impuretés qu'on connaisse est l'oxygène; en se promenant, après son repas, l'obèse aura soin de respirer largement, à pleins poumons, afin de bien oxygéner son sang.

Ce régime est d'un accomplissement pénible au début et l'obèse souffre de la faim, mais avec un peu de volonté, on triomphe de ces sensations désagréables et la récompense ne se fait guère attendre, se traduisant par un amaigrissement souvent considérable.

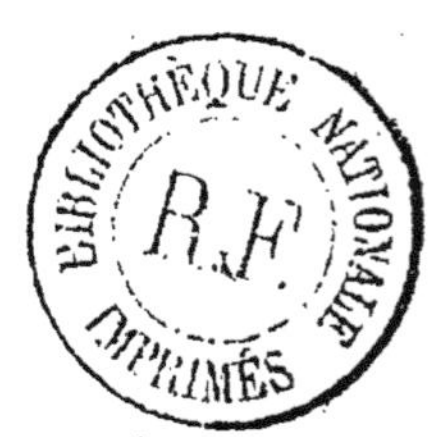

BIBLIOGRAPHIE

Docteur PASCAULT. — L'arthritisme par suralimentation, 1906. (A. Maloine, Paris).

— Ration et régime alimentaires de l'arthritique, 1902.

Professeur HUGOUNENQ. — Cours de chimie organique, 1896.

P. FAUVEL. — Académie des Sciences, 9 juillet 1906.

J. M. GORDEIEV. — La sécrétion gastrique provoquée par différentes substances alimentaires *Rousski Vratch*, 3 décembre 1905.

E. RICKLIN. — Le botulisme, 1906.

Professeur GAUTIER. L'alimentation et les régimes chez l'homme sain et les malades, 1904.

DUMÉE. — Champignons comestibles et vénéneux, 1905.

P. CARNOT. — Sur l'épreuve de l'alcool en pathologie gastrique. *Bull. méd.*, 28 juillet 1906.

Pierotta. — Pour ou contre le vin. *Il Morgagni*, t. XLVIII, 2, n° 8.

Zunker. — *Deutsche medizin. Wochenschrift*, n° 5, 1906.

Tussau. — *L'Echo de la médecine et de la chirurgie*, 1906.

Combe (de Lausanne). — Traitement de l'entérite muco-membraneuse, 1905.

Linossier. — Régime dans les maladies du foie, 1904.

Esbach. — La teneur de quelques aliments en acide oxalique. *Bull. de Thérap.*, 1903.

Bardet. — Traitement de l'entéro-colite muco-membraneuse. *Soc. de Thérap.*, 7 décembre 1904.

Professeur Vinay. — Traitement de la colique néphrétique.

A. Robin et Binet. — Les œufs dans l'alimentation. *Bull. Thér.*, 675.

Kœster. — Le régime diététique dans les néphrites. *Sem. méd.*, 175.

BUZANÇAIS (INDRE), IMPRIMERIE F. DEVERDUN.